Le Massage et la Gymnastique

Médicale Suédoise

PAR

Jeanne SCHENSTRÖM

AIDE A L'INSTITUT R. SCHENSTROM

INSTITUT R. SCHENSTRÖM

Fondé à Paris en 1874 (5, rue Berryer) et à Bruxelles en 1907 (5, rue des Hornes)

DIRECTEURS

...STROM ✳, C. ✠, ✠, ✠, ✠, et Fr. BERGH, ✪

Le Massage et la Gymnastique

Médicale Suédoise

PAR

Jeanne SCHENSTRÖM

AIDE A L'INSTITUT R. SCHENSTROM

INSTITUT R. SCHENSTRÖM

Fondé a Paris en 1874 (5, rue Berryer) et à Bruxelles en 1907 (5, rue des Hornes)

DIRECTEURS

R. SCHENSTROM ✻, C. ✠, ✠, ✠, ✠, et Fr. BERGH, ❀

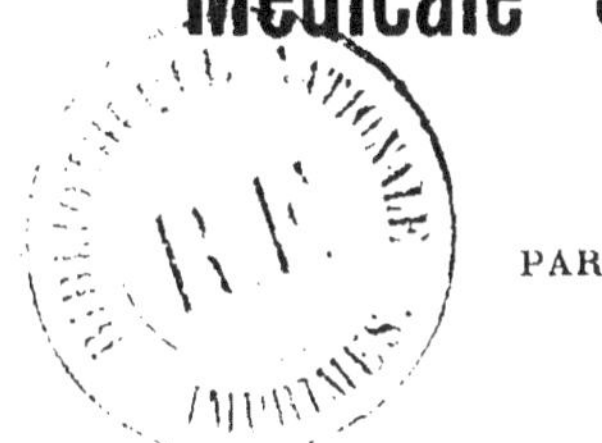

Le Massage et la Gymnastique médicale Suédoise

I

Grâce aux nombreuses cures remarquables effectuées par mon père et ses collègues distingués, habitant les principales villes du monde, le massage et la gymnastique médicale suédoise ont su se faire, malgré tous les préjugés contre cette thérapeutique, une grande place dans le traitement des maladies. Mais, malgré ce résultat reconnu par tous, on ne peut que s'étonner qu'il y ait un grand nombre de personnes souffrantes qui resteront affaiblies ou malades toute leur vie, faute d'être traitées par la méthode suédoise.

Etant élève de mon père, j'ai eu la chance d'être guidée dans mes études scientifiques et pratiques par un homme qui, pendant 33 ans, a accumulé un aussi grand fonds de science et d'expérience que lui. Et c'est pendant mes études avec lui et par ma pratique en Angleterre et en France que l'idée m'est venue de faire une petite brochure, expliquant les avantages du massage et de la gymnastique médicale suédoise dans beaucoup de maladies traitées en vain par d'autres moyens thérapeutiques.

J'ai l'espoir, par ma brochure, tout imparfaite qu'elle est, de pouvoir intéresser à la méthode suédoise beaucoup de médecins et beaucoup d'amis de mes malades.

Le Dr A. Wide, de Stockholm, termine son ouvrage remarquable *La gymnastique médicale suédoise*, par ces mots : « La gymnastique médicale suédoise améliore la circulation affaiblie du sang, elle rend la respiration plus profonde, elle active une nutrition affaiblie, elle redonne une fonction normale aux muscles affaiblis ou paralysés, elle redresse les déviations et les déformations de notre squelette, elle a une influence calmante sur nos nerfs surexcités, elle redonne la vitalité aussi bien à une jeunesse affaiblie qu'à une vieillesse fatiguée. »

Voici quelques maladies qui sont traitées avec beaucoup de succès par la gymnastique suédoise :

Hypertrophie et atrophie du cœur ; insuffisance des valvules ; palpitations ; phlébite ; varices ; disposition à l'apoplexie ; gangrène.

Bronchite ; emphysème ; asthme ; pneumonie ; pleurésie ; — dyspepsie ; dilatation ventriculaire ; constipation ; entérite ; hémorroïdes ; congestion du foie ; — maladies des femmes ; — paralysie ; parésie ; chorée ; sciatique ; neurasthénie ; hystérie ; ataxie ; neurose ; faiblesse nerveuse ; myitis ; atrophie et contracture musculaire ; anémie ; chlorose ; obésité ; goutte ; rhumatisme ; diabète ; scrofules ; faiblesse générale ;

migraine ; — ankylose ; entorse ; hydarthrose (l'eau dans les articulations) ; — scoliose (déviation de la colonne vertébrale).

II

Si nous étudions l'humanité au point de vue de la santé, nous trouverons la grande majorité fatiguée, faible ou plus ou moins maladive, même parmi les hommes qui vont chaque jour à leur travail. Cependant il faut avouer que parmi les jeunes gens, il s'en trouve beaucoup [qui sont doués d'une très bonne santé, mais malheureusement aussi beaucoup d'entre eux entrent à l'âge de 30 à 40 ans pour la grande majorité des malades, manquent des connaissances les plus élémentaires des règles de l'hygiène. Et ausssi je prétends qu'il n'y a qu'une faible minorité de l'humanité (civilisée) qui jouisse *toute la vie* d'une santé parfaite, bien que je compte dans cette minorité tous ceux qui ont passé par des maladies aiguës, plus ou moins graves.

Pour améliorer cet état déplorable, il n'y a, à mon avis, qu'un moyen, c'est d'introduire l'étude de l'hygiène dans toutes les écoles. J'ose espérer que ces quelques lignes contribueront aussi à rapprocher le moment où, par la connaissance de l'hygiène, l'humanité jouira d'une meilleure santé.

Pour qu'une personne jouisse d'une bonne santé, il faut qu'elle prenne la quantité exacte de *mouvement*, de *repos*, de *sommeil*, d'*air*, de *soleil*, de *nourriture* et de *boisson*. Les conséquences assez souvent nuisibles des professions et des plaisirs, seront sensiblement modifiées ou tout à fait enrayées, si j'ai bien réussi à trouver ce qu'il faut de ces facteurs hygiéniques essentiels à la santé. Ici, cependant, je ne traiterai que la question importante du *mouvement* et la nécessité d'apporter plus d'attention aux effets de cet agent si important de la santé.

III

Nous savons que le mouvement, sous une forme ou sous une autre, existe partout dans le monde, même si la plus grande partie de ces mouvements échappe à nos yeux. Nous savons aussi que dans notre corps, composé de millions d'individus (cellules), — qui naissent, qui vivent, qui meurent — il n'y a pas un moment, même pendant le sommeil, où il n'y ait pas de mouvements continuels.

Ces mouvements — ou la nutrition — sont très activés par le travail musculaire et donnent la chaleur nécessaire pour l'accomplissement des fonctions du corps.

Le grand physiologue Huxley a appelé l'oxygène de l'air, le nettoyeur du corps humain, car c'est l'oxygène combiné — dans nos poumons — avec le fer des globules rouges (du sang), qui préside partout dans notre corps à l'acte mystérieux de la nutrition. En moyenne,

10.000 litres d'air viennent se mettre pendant 24 heures en contact avec 20.000 litres de sang dans les poumons et laissent au sang à peu près 530 litres d'oxygène, quand l'air est pur. Ces chiffres montrent l'importance qu'il y a, non seulement de tâcher de toujours respirer un air aussi pur, aussi oxygéné que possible, mais encore de se procurer une respiration aussi profonde que possible par des mouvements rationnels. Car, avec notre vie, plus ou moins sédentaire, notre respiration est ralentie et n'est pas assez profonde.

Mon pèr ecroit qu'on pourrait prévenir et combattre la phtisie chez beaucoup de personnes, si l'on commençait — par des moyens mécaniques — à élargir les fosses nasales chez les enfants, précaution conbinée plus tard avec des mouvements respiratoires. Il prétend que les fosses nasales tendent à se rétrécir chez l'homme civilisé, à cause de sa vie plus ou moins sédentaire.

IV

Les éléments de nos tissus sont dans un état de transformation continuelle par la combustion que l'oxygène opère en se combinant avec nos tissus. Par le sang — partie la plus vite renouvelée de notre corps — les éléments nutritifs pour cette opération sont fournis, sans cesse, et remplacent les molécules usées, en même temps que celles-ci sont emportées par le sang pour être éliminées par des organes de secrétions et par les poumons.

Sans une bonne nourriture, bien digérée (qui renouvelle notre sang), le corps se consommerait par cette combustion (oxydation), il vivrait de lui-même jusqu'à ce que la mort vienne.

Nous nous rendons bien compte de la grande influence qu'ont sur nos différents organes les mouvements musculaires, quand nous les continuons trop longtemps ou que nous les faisons trop rapidement.

Le cœur palpite (la circulation est augmentée) ; la poitrine s'élargit et s'élève plus vite (la respiration est activée) ; la faim vient (les organes de la digestion vont travailler plus qu'à l'ordinaire) ; la sueur abonde (le travail des organes de secrétions est activé) et finalement nous n'en pouvons plus, nous sommes trop fatigués (par l'excès de travail des muscles et des nerfs).

C'est entre cette exagération de mouvements et une vie trop sédentaire qu'il faut chercher les mouvements bien calculés qui peuvent régler notre nutrition dans une juste mesure.

V

Si nous nous rappelons que les muscles ne consistent pas seulement en tissus musculaires, mais en nerfs, en vaisseaux (remplis de sang) et en tissus conjonctifs, nous comprendrons facilement que leur contraction doit activer en même temps la nutrition générale de notre corps, acte physiologique et mécanique à la fois.

Les vaisseaux d'un muscle en travail se dilatent beaucoup, de sorte que ce muscle contient presque deux fois autant de sang qu'à l'état de repos, il emprunte pour ainsi dire le sang des parties avoisinantes. Il est donc facile de comprendre qu'on peut diminuer et même faire disparaître les congestions des différentes parties du corps, par des mouvements bien calculés. Rappelons-nous que notre système musculaire volontaire est la partie la plus importante de notre corps. Quand un muscle travaille, il absorbe l'oxygène du sang et laisse en échange l'acide carbonique, en même temps qu'il use ses propres tissus transformés en déchet que le courant sanguin entraîne. Une réparation de cette perte est alors nécessaire, c'est en effet par la muqueuse intestinale qui a assimilé les aliments digérés qu'on obtient cette réparation. (Rappelons-nous l'échange dans les poumons entre le sang et l'air, de l'acide carbonique contre l'oxygène).

Une activité augmentée chez les muscles abdominaux provoque aussi une pareille activité chez les muscles du tube digestif.

Les mouvements du corps favorisent aussi la nutrition de la peau.

Nous savons que l'impulsion de tous nos mouvements vient de notre centre nerveux, siège de notre volonté, par nos nerfs moteurs qui finissent comme des fils électriques dans nos muscles. C'est un fait bien important à se rappeler, car la nutrition activée de nos centres nerveux a une influence particulièrement bienfaisante dans les maladies nerveuses. Il y a des cas neurasthéniques qui ont résisté à tous les traitements, et qui ont été guéris complètement par la gymnastique suédoise.

VI

Il n'y a pas de doute qu'une nutrition normale est nécessaire pour que l'homme soit bien portant et qu'on est malade quand la nutrition est anormale. Aussi en activant la nutrition par des mouvements bien calculés, la force de l'organisme peut être augmentée à un tel point que plusieurs maladies et faiblesses locales disparaissent et que la santé se rétablit complètement. Mais il ne faut pas en conclure que tous les mouvements ont la même valeur.

La force du mouvement en me promenant, par exemple, dépend non seulement de la durée de ma promenade, de la rapidité de mes pas, si le chemin monte beaucoup ou peu, etc., mais aussi du poids de mon corps, que mes jambes sont obligées de porter. Et il n'est nullement sûr que la force des muscles de mes jambes soit en harmonie avec le poids de mon corps.

En montant à cheval, la force de ce mouvement dépend, non seulement de mon poids, de ma manière de monter et de conduire mon cheval, mais aussi du mouvement que le cheval imprime. Et c'est la même chose pour tous les mouvements que notre vie quotidienne nous impose.

Même avec la gymnastique (ordinaire), la force des mouvements dépend de la construction et du poids du corps et des dispositions de la personne qui souvent ne sont pas en proportion de ses forces.

Par exemple, si deux personnes veulent sauter, et qu'une d'elles pèse 100 kilos et l'autre 50, les muscles des jambes de la première sont obligés de soulever le double de poids de la dernière, quoique les muscles de la première puissent être plus faibles que ceux de la dernière. (Il faut se rappeler que la différence du poids du corps dépend essentiellement de la graisse et des gros os). La même chose arrive si ces deux personnes veulent employer leurs bras; l'une est obligée au moyen des muscles du bras, de lever le double du poids de l'autre. De cette manière, l'une peut faire un travail exagéré et nuisible, tandis que l'autre n'en fera pas assez.

Il est alors facile de comprendre quelle importance il y aurait à trouver des mouvements qu'on pourrait calculer comme force et qu'on pourrait modifier, non seulement d'après la disposition générale de chaque personne, mais aussi d'après la force de chaque organe de cette personne.

L'honneur de la découverte du système scientifique de ces mouvements est dû au génie du Suédois Ling (né en 1776-1839), qui a fondé aux frais de l'Etat, à

Stockholm, ce fameux Institut de gymnastique, d'où sont sortis tant de médecins (gymnastes) remarquables, qui ont répandu la connaissance du massage et de la gymnastique médicale suédoise dans le monde entier. Ling a su combiner avec ses mouvements un massage admirable, par lequel on agit sur les nerfs sensitifs d'une manière qui provoque des mouvements réflexes des nerfs. Ce massage agit aussi sur les tissus conjonctifs avec les vaisseaux du sang et de la lymphe et par ce moyen fait activer la résorption des épanchements et des produits morbides.

VII

Malheureusement la grande réputation de notre méthode a tenté beaucoup de monde. Ces imitateurs ont annoncé le massage et la gymnastique suédoise, quoiqu'ils n'aient reçu aucune éducation scientifique et qu'ils ne connaissent le système de Ling que de nom.

Cela a fait beaucoup de tort à notre système, car beaucoup de personnes faibles ou malades qui n'ont obtenu aucun résultat ou dont l'état a été aggravé après avoir été traitées par ces ignorants, ont perdu tout espoir d'être guéries et ont renoncé à recourir plus longtemps à ce qu'elles ont cru être la vraie gymnastique suédoise.

Il est étonnant que le public ne comprenne pas qu'il y a une différence énorme de connaissances techniques et théoriques chez les différents masseurs et masseuses.

Il ne suffit pas de posséder de grandes connaissances scientifiques et techniques, il faut en outre, pour ce genre de traitement, avoir des dispositions naturelles et être très observateur, sans cela on restera toute sa vie un mauvais praticien.

Cela dit, il faut malgré cela se rappeler qu'il y a des masseuses et des masseurs qui donnent très agréablement l'effleurage, le pétrissage et d'autres manipulations, sans connaître de système scientifique, sans savoir combiner avec leur massage ces mouvements de gymnastique scientifique, souvent absolument nécessaires pour obtenir un résultat satisfaisant. Si ces personnes obtiennent quelques bons résultats avec leurs malades, il fautcroire, au moins dans les cas graves, que les praticiens sortant de notre école doivent obtenir des résultats meilleurs.

Combien de personnes restant malades au lit pourraient être beaucoup plus vite guéries, si l'on savait combiner la gymnastique avec le massage! Elle est déplorable cette idée invétérée qu'une personne est trop faible pour être traitée par la gymnastique, alors qu'on peut l'appliquer même aux faibles enfants, à l'âge de 3 ou 4 ans.

Combien de longues convalescences pourraient être abrégées de moitié, si on commençait dès le lit avec le traitement de gymnastique ! Bien des gens même seraient tout à fait guéris, tandis qu'ils garderont assez souvent toute leur vie une certaine faiblesse après leurs longues maladies.

Je ne saurais trop mettre en garde contre cette idée qu'une personne est trop faible, ou trop jeune, ou trop vieille pour ne pas profiter de notre système, car il peut se modifier selon chaque personne et chaque cas, en suivant une progression très lente.

En terminant ces quelques lignes, je supplie de tout mon cœur mes sœurs, jeunes ou vieilles, mariées ou non, qui souffrent d'une faiblesse ou d'une maladie de femme — plus ou moins grave — ou d'autres petites misères de femme, de se faire soigner par notre méthode. Combien de femmes fortifiées ou guéries, ne bénissent-elles pas le massage et la gymnastique médicale suédoise!.

ALENÇON. — IMPRIMERIE VEUVE FÉLIX GUY ET Cⁱᵉ.